Il Nuovo Libro Di Cucina della Dieta Chetogenica

Un Libro Di Cucina Semplificato Per Preparare Ricette Deliziose E Sane Senza Stress

Amanda Brooks
Carlotta Giuliani

Sommario

7

FRULLATI E RICETTE PER LA COLAZIONE

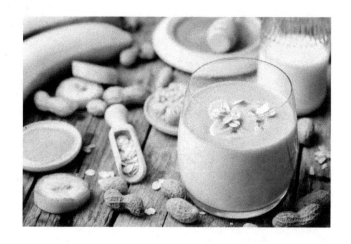

Gustoso frullato di bacche

Tempo di preparazione: 5 minuti Tempo di cottura: 5 minuti

Servire: 4

ingredienti:

- 1/2 tazza di more
- 2/3 tazza fragole
- 2/3 tazza lamponi
- 1 1/2 tazze latte di mandorla non zuccherato
- 1/2 tazza latte di cocco non zuccherato
- 1 cucchiaio di panna pesante

Indicazioni:

1. Aggiungere tutti gli ingredienti nel frullatore e frullare fino a quando liscio.
2. Servire e divertirsi.

Valore nutrizionale (importo per porzione):

Calorie 123

Grasso 10,1 g

Carboidrati 6,5 g

Zucchero 4 g

Proteine 1,8 g

Colesterolo 5 mg

Delizioso pollo al bacon

Tempo di preparazione: 10 minuti Tempo di cottura: 40 minuti Servire: 6

ingredienti:

- 2 seni di pollo da 1/2 libbre, tagliati a metà
- Formaggio cheddar da 4 once, triturato
- 1/2 lb pancetta, tagliata a strisce
- 1/2 cucchiaino paprika
- 1/2 cucchiaino cipolla in polvere
- 1/2 cucchiaino aglio in polvere
- pepe
- sale

Indicazioni:

1. Preriscaldare il forno a 400 F.
2. In una piccola ciotola, mescolare paprika, cipolla in polvere, aglio in polvere, pepe e sale.
3. Strofinare il pollo con la miscela di spezie.
4. Mettere il pollo su una teglia e completa ciascuno con un pezzo di pancetta.
5. Cuocere in forno per 30 minuti. Togliere dal forno e cospargere di formaggio e cuocere per altri 10 minuti.
6. Servire e divertirsi.

Valore nutrizionale (quantità per porzione): calorie 642

Grasso 36 g

Carboidrati 1,2 g

Zucchero 0,3 g

Proteine 73 g

Colesterolo 230 mg

RICETTE DI FRUTTI DI MARE E PESCE

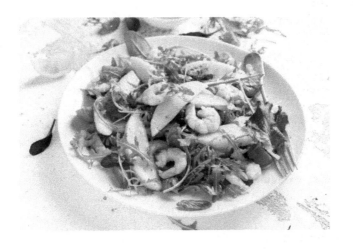

Torte di granchio

Tempo di preparazione: 10 minuti Tempo di cottura: 15 minuti

Servire: 4

ingredienti:

- 1 uovo
- 2 cucchiai di burro
- 1 cucchiaio di coriandolo, tritato
- 1/2 tazza farina di mandorle
- 4 cucchiai di cotiche di maiale
- 1 libbre di carne di granchio
- 3 cucchiaino pasta di aglio allo zenzero
- 2 cucchiaino sriracha
- 2 cucchiaino succo di limone
- 1 cucchiaino senape di Digione
- 1/4 tazza maionese

Indicazioni:

1. Aggiungere tutti gli ingredienti tranne il burro in una grande ciotola e mescolare fino a ben combinato.

2. Preriscaldare il forno a 350 F.

3. Scaldare il burro in una padella a fuoco medio-alto.

4. Preparare la torta di granchio dalla miscela e mettere nella padella e cuocere per 5 minuti.

5. Trasferire la padella in forno preriscaldato e cuocere

per 10 minuti.

6. Servire e divertirsi.

Valore nutrizionale (importo per porzione):

Calorie 251

Grasso 16 g

Carboidrati 7,4 g

Zucchero 0,9 g

Proteine 15 g

Colesterolo 97 mg

RICETTE DI MAIALE, MANZO E AGNELLO

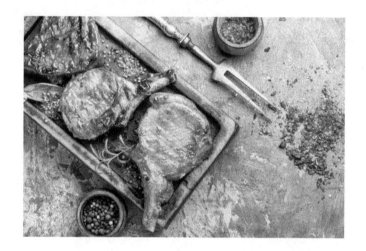

Arrosto di maiale al timo origano

Tempo di preparazione: 10 minuti Tempo di cottura: 1 ora e 40 minuti

Servire: 6

ingredienti:

- 3 libbre arrosto di maiale, disossato
- 1 tazza brodo di pollo
- 1 cipolla tritata
- 2 spicchi d'aglio, tritati
- 1 rametto di rosmarino
- 3 rametti di origano fresco
- 3 rametti di timo freschi
- 1 cucchiaio di pepe
- 1 cucchiaio di olio d'oliva
- 1 cucchiaio di sale kosher

Indicazioni:

1. Preriscaldare il forno a 350 F.
2. Condire la carne con pepe e sale.
3. Scaldare l'olio d'oliva in una pentola e arrostire di maiale di ari su ciascun lato, circa 4 minuti su ciascun lato.
4. Aggiungere cipolla e aglio. Mescolare il calcio, l'origano e il timo e portare a ebollizione per un minuto.

19

5. Coprire la pentola e arrostire nel forno preriscaldato per 1 ora e 30 minuti.

6. Servire e divertirsi.

Valore nutrizionale (importo per porzione):

Calorie 501

Grasso 24 g

Carboidrati 3 g

Zucchero 1 g

Proteine 65 g

Colesterolo 194 mg

BRUNCH E CENA

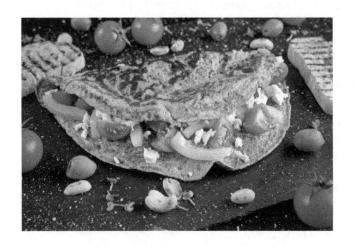

Frittata di cavolfiore

Tempo di preparazione: 10 minuti Tempo di cottura: 5 minuti

Servire: 1

ingredienti:

- 1 uovo
- 1/2 cucchiaio di cipolla, a dadini
- 1/4 tazza riso al cavolfiore
- 1 cucchiaio di olio d'oliva
- 1/4 cucchiaino curcuma
- pepe
- sale

Indicazioni:

1. Aggiungere tutti gli ingredienti tranne l'olio nella ciotola e mescolare bene per combinare.
2. Scaldare l'olio in una padella a fuoco medio.
3. Versare il composto nella padella dell'olio caldo e cuocere per 3-4 minuti o fino a quando leggermente dorato.
4. Servire e divertirsi.

Valore nutrizionale (importo per porzione):

Calorie 196

Grasso 19 g

Carboidrati 3 g

Zucchero 1 g

Proteine 7 g

Colesterolo 165 mg

ZUPPE, STUFATI E INSALATE

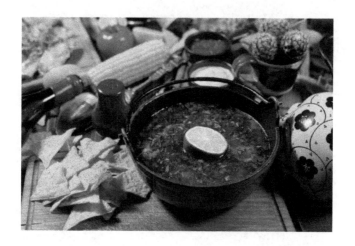

Zuppa di sedano di mandorle

Tempo di preparazione: 10 minuti Tempo di cottura: 8 minuti

Servire: 2

ingredienti:

- 1/4 tazza mandorle, tritate
- 6 gambi di sedano, tritati
- 3 tazze brodo vegetale
- pepe
- sale

Indicazioni:

1. Versare il magazzino in una casseruola e far bollire a fuoco alto per 2 minuti.
2. Aggiungere il sedano in magazzino e cuocere per 8 minuti.
3. Togliere dal fuoco e versare nel frullatore e frullare fino a quando liscio.
4. Aggiungere le mandorle e mescolare bene.
5. Condire con pepe e sale.
6. Servire e divertirsi.

Valore nutrizionale (importo per porzione):

Calorie 82

Grasso 7 g

Carboidrati 5 g

Zucchero 2,2 g

Proteine 2,9 g

Colesterolo 0 mg

PASTI SENZA CARNE

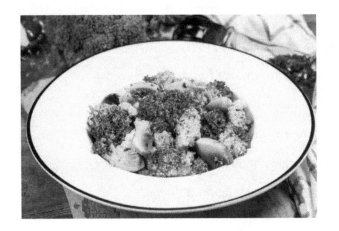

Gustosi spinaci

Tempo di preparazione: 10 minuti Tempo di cottura:
20 minuti

Servire: 6

ingredienti:

- 1 libbre di   spinaci freschi
- 1 cucchiaio di cipolla, tritata
- 8 oz crema di formaggio
- Formaggio cheddar da 6 once, triturato
- 1/2 cucchiaino aglio in polvere
- pepe
- sale

Indicazioni:

1. Preriscaldare il forno a 400 F.
2. Padella spray con spray da cucina e calore a fuoco medio.
3. Aggiungere gli spinaci nella padella e cuocere fino ad appassire.
4. Aggiungere la crema di formaggio, l'aglio in polvere e la cipolla e mescolare fino a quando il formaggio non viene sciolto.
5. Togliere la padella dal fuoco e aggiungere il formaggio cheddar e condire   con pepe e sale.
6. Versare la miscela di spinaci nell'unto

cuocere e cuocere per 20 minuti.

7. Servire e divertirsi.

Valore nutrizionale (importo per porzione):

Calorie 250

Grasso 20 g

Carboidrati 5 g

Zucchero 1,5 g

Proteine 12 g

Colesterolo 75 mg

Tabbouleh di cavolfiore facile

Tempo di preparazione: 10 minuti Tempo di cottura:
5 minuti Servire: 6

ingredienti:

- 2 tazze di cavolfiore, grattugiato
- 2 pomodori, tritati
- 1/4 tazza menta fresca, tritata
- 1/2 tazza prezzemolo fresco, tritato
- 1/4 tazza di olio d'oliva
- 2 cucchiai di succo di limone fresco
- 1 cucchiaio di scorza di limone
- 1/2 cucchiaino pepe
- 1 cucchiaino sale

Indicazioni:

1. Aggiungere tutti gli ingredienti nella ciotola grande e mescolare.
2. Mettere in frigo per 1 ora.
3. Servire e divertirsi.

Valore nutrizionale (importo per porzione):

Calorie 90

Grasso 8 g

Carboidrati 4 g

Zucchero 2 g

Proteine 1 g

Colesterolo 0 mg

DESSERT E BEVANDE

Biscotti di arachidi

Choco

Tempo di preparazione: 10 minuti Tempo di cottura: 10 minuti

Servire: 24

ingredienti:

- 1 tazza di burro di arachidi
- 1 cucchiaino bicarbonato di sodio
- 2 cucchiaino vaniglia
- 1 cucchiaio di burro, fuso
- 2 uova
- 2 cucchiai di cacao non zuccherato in polvere
- 2/3 tazza erythritol
- 1 1/3 tazze farina di mandorle

Indicazioni:

1. Preriscaldare il forno a 350 F.
2. Aggiungere tutti gli ingredienti nella ciotola e mescolare per combinare.
3. Fare sfere da 2 pollici dalla miscela e posizionare su una teglia

unta e premere delicatamente ogni palla con forcella.

4.   Cuocere in forno per 8-10 minuti.

5.   Servire e divertirsi.

Valore nutrizionale (importo per porzione):

Calorie 110

Grasso 9 g

Carboidrati 9 g

Zucchero 1,3 g

Proteine 4,6 g

Colesterolo 15 mg

Chaffles con gelato keto

Tempo di preparazione: 10 minuti
Tempo di cottura: 14 minuti
Porzioni: 2

ingredienti:

- 1 uovo, sbattuto
- 1/2 tazza di mozzarella finemente grattugiata
- 1/4 tazza farina di mandorle
- 2 cucchiai di zucchero del pasticcere sterzante
- 1/8 cucchiaino gomma di xantano
- Gelato a basso contenuto di carboidrati (sapore a scelta) per servire

Indicazioni:

1. Preriscaldare il ferro da cialda.
2. In una ciotola media, mescolare tutti gli ingredienti tranne il gelato.
3. Aprire il ferro e aggiungere metà della miscela. Chiudere e cuocere fino a croccante, 7 minuti.
4. Trasferire la pula su un piatto e fare la seconda con la pastella rimanente.
5. Su ogni pula,aggiungi una pallina di gelato a basso contenuto di carboidrati, piega in mezzune e divertiti.

nutrizione:
Calorie 89
Grassi 6.48g
Carboidrati 1.67g

Carboidrati netti 1.37g
Proteine 5.91g

Chaffles fuso al cioccolato

Tempo di preparazione: 15 minuti
Tempo di cottura: 36 minuti
Porzioni: 4

ingredienti

Per le pule :

- 2 uova, sbattute
- 1/4 tazza di formaggio Gruyere finemente grattugiato
- 2 cucchiai di panna pesante
- 1 cucchiaio di farina di cocco
- 2 cucchiai di crema di formaggio, ammorbidito
- 3 cucchiai di cacao non zuccherato in polvere
- 2 cucchiaino estratto di vaniglia
- Un pizzico di sale

Per la salsa al cioccolato:

- 1/3 tazza + 1 cucchiaio di panna pesante
- 1 1/2 oz cioccolato da forno non zuccherato, tritato
- 1 1/2 cucchiaino sciroppo d'acero senza zucchero
- 1 1/2 cucchiaino estratto di vaniglia

Indicazioni:

Per le pule :

1. Preriscaldare il ferro da cialda.
2. In una ciotola media, mescolare tutti gli ingredienti per le pula.
3. Aprire il ferro e aggiungere un quarto della miscela. Chiudere e cuocere fino a croccante, 7 minuti.
4. Trasferire la pula su un piatto e fare altre 3 con la pastella rimanente.

Per la salsa al cioccolato:

1. Versare la panna pesante in casseruola e cuocere a fuoco lento, 3 minuti.
2. Spegnere il fuoco e aggiungere il cioccolato. Lasciare sciogliere per alcuni minuti e mescolare fino a completo scioglimento, 5 minuti.
3. Mescolare lo sciroppo d'acero e l'estratto di vaniglia.
4. Assemblare le puledre a strati con la salsa di cioccolato inserita tra ogni strato.
5. Affettare e servire immediatamente.

nutrizione:
Calorie 172
Grassi 13.57g
Carboidrati 6.65g
Carboidrati netti 3.65g
Proteine 5.76g

Ciotole di chaffle di fragola shortcake

Tempo di preparazione: 10 minuti
Tempo di cottura: 28 minuti
Porzioni: 4

ingredienti:

- 1 uovo, sbattuto
- 1/2 tazza di mozzarella finemente grattugiata
- 1 cucchiaio di farina di mandorle
- 1/4 cucchiaino lievito in polvere
- 2 gocce di estratto di pastella per torte
- 1 tazza crema di formaggio, ammorbidito
- 1 tazza fragole fresche, affettate
- 1 cucchiaio di sciroppo d'acero senza zucchero

Indicazioni:

1. Preriscaldare un produttore di cialde e ungere leggermente con spray da cucina.
2. Nel frattempo, in una ciotola media, sbattere tutti gli ingredienti tranne la crema di formaggio e fragole.
3. Aprire il ferro, versare metà del composto, coprire e cuocere fino a quando croccante, da 6 a 7 minuti.
4. Rimuovere la ciotola della pula su un piatto e mettere da parte.
5. Fai una seconda ciotola di pula con la pastella rimanente.
6. Per servire, dividere la crema di formaggio nelle ciotole della pula e finire con le fragole.
7. Versare il ripieno con lo sciroppo d'acero e servire.

nutrizione:
Calorie 235
Grassi 20.62g
Carboidrati 5.9g
Carboidrati netti 5g
Proteine 7.51g

Chaffles con sciroppo di lampone

Tempo di preparazione: 10 minuti
Tempo di cottura: 38 minuti
Porzioni: 4
ingredienti:

Per le pule :

- 1 uovo, sbattuto
- 1/2 tazza di formaggio cheddar finemente triturato
- 1 cucchiaino farina di mandorle
- 1 cucchiaino panna acida

Per lo sciroppo di lampone:

- 1 tazza di lamponi freschi
- 1/4 tazza di zucchero sterzata
- 1/4 tazza di acqua
- 1 cucchiaino estratto di vaniglia

Indicazioni:

Per le pule :

1. Preriscaldare il ferro da cialda.
2. Nel frattempo, in una ciotola media, mescolare l'uovo, il formaggio cheddar, la farina di mandorle e la panna acida.
3. Aprire il ferro, versare metà del composto, coprire e cuocere fino a croccante, 7 minuti.
4. Rimuovere la pula su un piatto e crearne un'altra con la pastella rimanente.

Per lo sciroppo di lampone:

1. Nel frattempo, aggiungere i lamponi, lo zucchero sterzata, l'acqua e l'estratto di vaniglia in una pentola media. Impostare a fuoco basso e cuocere fino a quando

i lamponi si ammorbidiscono e lo zucchero diventa sciroppo. Occasionalmente mescolare mentre si schiacciano i lamponi mentre si va. Spegnere il fuoco quando si ottiene la consistenza desiderata e mettere da parte per raffreddare.

2. Versare un po 'di sciroppo sulle pula e divertirsi quando è pronto.

nutrizione:
Calorie 105
Grassi 7.11g
Carboidrati 4.31g
Carboidrati netti 2.21g
Proteine 5.83g

Chaffle Cannoli

Tempo di preparazione: 15 minuti
Tempo di cottura: 28 minuti
Porzioni: 4

<u>ingredienti:</u>
Per le pule :

- 1 uovo grande
- 1 tuorlo d'uovo
- 3 cucchiai di burro, fuso
- 1 tbso swerve pasticcere
- 1 tazza di parmigiano finemente grattugiato
- 2 cucchiai di mozzarella finemente grattugiata

Per il ripieno di cannoli:

- 1/2 tazza ricotta
- 2 cucchiai di zucchero del pasticcere sterzante
- 1 cucchiaino estratto di vaniglia
- 2 cucchiai di gocce di cioccolato non zuccherate per guarnire

<u>Indicazioni:</u>
1. Preriscaldare il ferro da cialda.
2. Nel frattempo, in una ciotola media, mescolare tutti gli ingredienti per le pula.
3. Aprire il ferro, versare un quarto del composto, coprire e cuocere fino a croccante, 7 minuti.
4. Rimuovere la pula su una piastra e fare altre 3 con la pastella rimanente.
5. Nel frattempo, per il ripieno di cannoli:

6. Sbattere la ricotta e lo zucchero del pasticcere sterzata fino a quando non è liscio. Mescolare nella vaniglia.
7. Su ogni pula,stendere parte del ripieno e avvolgere.
8. Guarnire le estremità cremose con alcune gocce di cioccolato.
9. Servire immediatamente.

nutrizione:
Calorie 308
Grassi 25.05g
Carboidrati 5.17g
Carboidrati netti 5.17g
Proteine 15.18g

Chaffles ai mirtilli

Tempo di preparazione: 10 minuti
Tempo di cottura: 28 minuti
Porzioni: 4
ingredienti:

- 1 uovo, sbattuto
- 1/2 tazza di mozzarella finemente grattugiata
- 1 cucchiaio di crema di formaggio, ammorbidito
- 1 cucchiaio di sciroppo d'acero senza zucchero + extra per il condimento
- 1/2 tazza mirtilli
- 1/4 cucchiaino estratto di vaniglia

Indicazioni:

1. Preriscaldare il ferro da cialda.
2. In una ciotola media, mescolare tutti gli ingredienti.
3. Aprire il ferro, ungere leggermente con spray da cucina e versare un quarto della miscela.
4. Chiudere il ferro e cuocere fino a doratura e croccante, 7 minuti.
5. Rimuovere la pula su un piatto e mettere da parte.
6. Fare le pulacce rimanenti con la miscela rimanente.
7. Versare le pulaggi con sciroppo_ d'acero e servire in seguito.

nutrizione:
Calorie 137
Grassi 9.07g
Carboidrati 4.02g

Carboidrati netti 3.42g
Proteine 9.59g

Brie e Blackberry Chaffles

Tempo di preparazione: 15 minuti
Tempo di cottura: 36 minuti
Porzioni: 4

ingredienti:

Per le pule :

- 2 uova, sbattute
- 1 tazza di mozzarella finemente grattugiata
- Per il condimento:
- 1 1/2 tazze more
- 1 limone, 1 cucchiaino scorza e 2 cucchiai di succo
- 1 cucchiaio di eritolo
- 4 fette di formaggio Brie

Indicazioni:

Per le pule :

1. Preriscaldare il ferro da cialda.
2. Nel frattempo, in una ciotola media, mescolare le uova e la mozzarella.
3. Aprire il ferro, versare un quarto del composto, coprire e cuocere fino a croccante, 7 minuti.
4. Rimuovere la pula su una piastra e fare altre 3 con la pastella rimanente.
5. Piatto e messa da parte.

Per il condimento:

1. In una pentola media, aggiungere le more, la scorza di limone, il succo di limone e l'eritolo. Cuocere fino a quando le more si rompono e la salsa si addensa, 5 minuti. Spegni il fuoco.

2. Disporre le pula sulla teglia e posizionare due fette di formaggio Brie su ciascuna. Top con miscela di mora e trasferire la teglia al forno.
3. Cuocere fino a quando il formaggio si scioglie, da 2 a 3 minuti.
4. Togliere dal forno, consentire il raffreddamento e servire in seguito.

nutrizione:
Calorie 576
Grassi 42.22g
Carboidrati 7.07g
Carboidrati netti 3.67g
Proteine 42.35g

Puleggia burro
nutter

Tempo di preparazione: 15 minuti
Tempo di cottura: 14 minuti
Porzioni: 2

ingredienti:

Per le pule :

- 2 cucchiai di burro di arachidi senza zucchero in polvere
- 2 cucchiai di sciroppo d'acero (senza zucchero)
- 1 uovo, sbattuto
- 1/4 tazza mozzarella finemente grattugiata
- 1/4 cucchiaino lievito in polvere
- 1/4 cucchiaino burro di mandorle
- 1/4 cucchiaino estratto di burro di arachidi
- 1 cucchiaio di crema di formaggio ammorbidito

Per la glassa:

- 1/2 tazza farina di mandorle
- 1 tazza di burro di arachidi
- 3 cucchiai di latte di mandorla
- 1/2 cucchiaino estratto di vaniglia
- 1/2 tazza sciroppo d'acero (senza zucchero)

Indicazioni:

1. Preriscaldare il ferro da cialda.
2. Nel frattempo, in una ciotola media, mescolare tutti gli ingredienti fino a quando liscio.
3. Aprire il ferro e versare metà del composto.
4. Chiudere il ferro e cuocere fino a croccante, da 6 a 7 minuti.
5. Rimuovere la pula su un piatto e mettere da parte.
6. Fai una seconda pula con la pastella rimanente.
7. Mentre le pula si_ raffredo, fai la glassa.

8. Versare la farina di mandorle in una casseruola media e soffriggere a fuoco medio fino a doratura.
9. Trasferire la farina di mandorle su un frullatore e finire con i restanti ingredienti di glassa. Elaborare fino a quando liscio.
10. Stendere la glassa sulle pula e servire in seguito.

nutrizione:
Calorie 239
Grassi 15.48g
Carboidrati 17.42g
Carboidrati netti 15.92g
Proteine 7.52g

Torta di chaffle di carote

Tempo di preparazione: 15 minuti
Tempo di cottura: 24 minuti
Porzioni: 6

ingredienti:

- 1 uovo, sbattuto
- 2 cucchiai di burro fuso
- 1/2 tazza carota, triturata
- 3/4 tazza farina di mandorle
- 1 cucchiaino di lievito in polvere
- 2 cucchiai di panna da frusta pesante
- 2 cucchiai dolcificante
- 1 cucchiaio di noci, tritate
- 1 cucchiaino di spezie di zucca
- 2 cucchiaini di cannella

Indicazioni:

1. Preriscaldare il produttore di cialde.
2. In una grande ciotola, unire tutti gli ingredienti.
3. Versare parte del composto nel produttore di cialde.
4. Chiudere e cuocere per 4 minuti.
5. Ripetere i passaggi fino a quando non è stata utilizzata tutta la pastella rimanente.

nutrizione:

Calorie 294
Grasso totale 26,7g
Grassi saturi 12g
Colesterolo 133mg
Sodio 144mg
Potassio 421mg
Carboidrati totali 11.6g
Fibra alimentare 4.5g
Proteine 6.8g
Totale zuccheri 1,7 g

Brownie Sundae
chaffled

Tempo di preparazione: 12 minuti
Tempo di cottura: 30 minuti
Porzioni: 4
<u>ingredienti:</u>

Per le pule :

- 2 uova, sbattute
- 1 cucchiaio di cacao non zuccherato in polvere
- 1 cucchiaio di eritolo
- 1 tazza di mozzarella finemente grattugiata

Per il condimento:

- 3 cucchiai di cioccolato non zuccherato, tritato
- 3 cucchiai di burro non salato
- 1/2 tazza di zucchero sterzata
- Gelato a basso contenuto di carboidrati per il condimento
- 1 tazza panna montata per il condimento
- 3 cucchiai di salsa al caramello senza zucchero

<u>Indicazioni:</u>

Per le pule :

1. Preriscaldare il ferro da cialda.
2. Nel frattempo, in una ciotola media, mescolare tutti gli ingredienti per le pula.
3. Aprire il ferro, versare un quarto del composto, coprire e cuocere fino a croccante, 7 minuti.
4. Rimuovere la pula su una piastra e fare altre 3 con la pastella rimanente.
5. Piatto e messa da parte.

Per il condimento:

1. Nel frattempo, sciogliere il cioccolato e il burro in una casseruola media con agitazione occasionale, 2 minuti.

Alle porzioni:

1. Dividi le puleggia in zeppe e completa con il gelato, la panna montata e ruota la salsa al cioccolato e la salsa al caramello in cima.
2. Servire immediatamente.

nutrizione:
Calorie 165
Grassi 11.39g
Carboidrati 3.81g
Carboidrati netti 2.91g
Proteine 12.79g

RICETTE PER LA COLAZIONE

Cialde di gocce di cioccolato

Serve: 2

Tempo di preparazione: 30 minuti Ingredienti

Carboidrati totali 11.2g 4%

Fibra alimentare 6,5g 23% Zuccheri totali 0,1g Proteine 3,4g

- 2 misurini proteine vaniglia in polvere

- 1 pizzico sale marino himalayano rosa

- 50 grammi di gocce di cioccolato senza zucchero

- 2 uova grandi, separate

- 2 cucchiai di burro, fuso

Indicazioni

1. Mescolare i tuorli d'uovo, la polvere di proteine della vaniglia e il burro in una ciotola.
2. Sbattere accuratamente gli albumi in un'altra ciotola e trasferirli nella miscela di tuorli d'uovo.

3. Aggiungere le gocce di cioccolato senza zucchero e un pizzico di sale rosa.
4. Trasferire questa miscela nel produttore di cialde e cuocere secondo le istruzioni del produttore.

Importo nutrizionale per porzione

Calorie 301

Grasso totale 18.8g 24% Grassi saturi 9.7g 49% Colesterolo 229mg 76%

Salsiccia di cheesy
per la colazione

Serve: 1

Tempo di prepara-

zione: 20 minuti In-

gredienti

- 1 anello di salsiccia di maiale, tagliato aperto e involucro scartato

- Sale marino e pepe nero, a piacere

- 1/4 di cucchiaino di timo

- 1/4 di cucchiaino di salvia

- 1/2 tazza mozzarella, indicazioni tri-

turate

1. Mescolare la carne di salsiccia con timo, salvia, mozzarella, sale marino e pepe nero.
2. Modellare la miscela in un tortino e trasferirlo in una padella calda.
3. Cuocere per circa 5 minuti per lato e piatto da servire.

Importo nutrizionale per porzione

Calorie 91

Grassi totali 7.1g 9% Grassi saturi 3g 15% Colesterolo
17mg 6%

Sodio 218mg 9% Carboidrati totali 1.1g

Toast all'avocado cheto

Serve: 2

Tempo di preparazione: 20 minuti Ingredienti

- 2 cucchiai di olio di girasole

Fibra alimentare 0,2 g 1% Zuccheri totali 0,2g

- 1/2 tazza parmigiano, triturato

- 1 avocado medio, affettato

- Sale marino, a piacere

- 4 fette pane di cavolfiore

Indicazioni

1. Scaldare l'olio in una padella e cuocere le fette di pane al cavolfiore per circa 2 minuti per lato.
2. Condire l'avocado con sale marino e posizionare sul pane al cavolfiore.
3. Completa con parmigiano e microonde per circa 2 minuti.

Importo nutrizionale per porzione

Calorie 141 Grassi

totali 10g 13%

Carboidrati totali 4.5g 2%

Grassi saturi 4.6g 23% Cole-

sterolo 20mg 7%

Sodio 385mg 17%

Fibra alimentare
2.4g 9% Zuccheri
totali 0.7g Protein
10.6g

Creme e pieghe in erba cipollina

Serve: 2

Tempo di preparazione: 15 minuti Ingredienti

- 6 cucchiai di crema di formaggio

- 1 cucchiaino di succo di limone

- 4 tortillas di farina di cocco

- 3 cucchiai di erba cipollina fresca, tritata

- 4 cucchiaini di olio

d'oliva Indicazioni

1. Sbattere accuratamente la crema di formaggio in una ciotola e mescolare in erba cipollina e succo di limone.
2. Stendere il composto di crema di formaggio uniformemente sulle tortillas e piegare in forme a mezzaluna.
3. Scaldare un quarto di olio a fuoco medio alto in una padella e aggiungere una tortilla.
4. Cuocere fino a doratura su entrambi i lati e ripetere con le tortillas rimanenti.
5. Servire caldo. Importo nutrizionale per porzione

Calorie 158

Grasso totale 11.5g 15% Grassi saturi 5g 25% Colesterolo 17mg 6%

Sodio 45mg 2%

ANTIPASTI E DESSERT

Jicama Fries

Serve: 2

Tempo di preparazione: 20 minuti

ingredienti

- 2 cucchiai di olio di avocado

- 1 Jicama, tagliato a patatine fritte

- 1 cucchiaio di aglio in polvere

- 1/2 tazza parmigiano grattugiato

- Sale e pepe nero, a piacere

Indicazioni

1. Preriscaldare la friggitrice Air a 4000F e ungere il cestello della friggitrice.

2. Far bollire le patatine jicama per circa 10 minuti e scolarle bene.

3. Mescolare le patatine jicama con aglio in polvere, sale e pepe nero in una ciotola.

4. Mettere nel cesto della friggitrice e cuocere per circa 10

minuti.

5. Piatto su un piatto e servire caldo.

Importo nutrizionale per porzione

Calorie 145

Grasso totale 7.8g 10% Grassi saturi 4.4g 22%

Colesterolo 20mg 7%

Sodio 262mg 11%

Carboidrati totali 10.4g 4% Fibra alimentare 4g 14%

Zuccheri totali 2,6g Proteine 10,4g

RICETTE DI MAIALE E MANZO

Arrosto di maiale

jerk giamaicano

Serve: 3

Tempo di preparazione: 35 minuti

ingredienti

- 1 cucchiaio di burro

- 1/8 tazza brodo di manzo

- Spalla di maiale da 1 libbra

- 1/8 tazza miscela di spezie jerk giamaicane

- Sale, a piacere

Indicazioni

1. Condire il maiale con la miscela giamaicana di spezie jerk.

2. Scaldare il burro nella pentola e aggiungere il maiale stagionato.

3. Cuocere per circa 5 minuti e aggiungere brodo di manzo.

4. Coprire con coperchio e cuocere per circa 20 minuti a

fuoco basso.

5. Sbollo su un piatto da portata e servire caldo.

Importo nutrizionale per porzione

Calorie 477

Grasso totale 36.2g 46% Grassi saturi 14.3g 72%

Colesterolo 146mg 49%

Sodio 212mg 9%

Carboidrati totali 0g 0% Fibra alimentare 0g 0%

Zuccheri totali 0g Proteine 35.4g

RICETTE DI PESCE

Stufato di salmone

Serve: 3

Tempo di preparazione: 20 minuti

ingredienti

- 1 tazza di brodo di pesce fatto in casa
- 1 cipolla media, tritata
- Filetti di salmone da 1 libbra, a cubetti
- Sale e pepe nero, a piacere
- 1 cucchiaio di burro

Indicazioni

1. Condire il salmone con sale e pepe nero.
2. Scaldare il burro in una padella a fuoco medio e aggiungere cipolle.
3. Soffriggere per circa 3 minuti e aggiungere salmone stagionato.
4. Cuocere circa 2 minuti su ciascun lato e mescolare il brodo di pesce.
5. Coprire con coperchio e cuocere per circa 7 minuti.
6. Servire fuori e servire caldo.

Importo nutrizionale per porzione

Calorie 272

Grasso totale 14.2g 18% Grassi saturi 4.1g 20%

Colesterolo 82mg 27%

Sodio 275mg 12%

Carboidrati totali 4.4g 2% Fibra alimentare 1.1g 4%

Zuccheri totali 1,9g Proteine 32,1g

Burro rosonato

Gratin di cavolfiore

Serve: 6

Tempo di prepara-

zione: 35 minuti In-

gredienti

- Cavolfiore tritato

- 2 once di burro salato, per friggere

- 5 once. formaggio cheddar, triturato

- Salsicce da 15 once in link, precotte e tritate in pezzi da 1 pollice

- 1 tazza di creme fraiche

Indicazioni

1. Preriscaldare il forno a 3750F e ungere leggermente una teglia.
2. Scaldare 1 oz. burro in una padella a fuoco medio basso e aggiungere cavolfiore tritato.
3. Soffriggere per circa 4 minuti e trasferire alla teglia.
4. Scaldare il resto del burro in una padella a fuoco medio basso e aggiungere i collegamenti di salsiccia.
5. Soffriggere per circa 3 minuti e trasferire alla teglia sopra il cavolfiore.
6. Versare la crème fraiche nella teglia e finire con formaggio cheddar.
7. Trasferire nel forno e cuocere per circa 15 minuti.
8. Sbollere in una ciotola e servire caldo.

Quantità nutrizionale per porzione calorie 509

Carboidrati totali 7g 3%

Grasso totale 43.7g 56%

Fibra alimentare 2.4g 8%

Grassi saturi 21.3g 107% Colesterolo 122mg 41%

Zuccheri totali 2.5g

Proteine 22.8g

Sodio 781mg 34%

Cavolo verde fritto

al burro

Serve: 4

Tempo di preparazione: 30 minuti

ingredienti

- 3 once di burro

- Sale e pepe nero, a piacere

- Cavolo verde da 25 once, triturato

- 1 cucchiaio di basilico

- 1/4 cucchiaino di fiocchi di peperoncino rosso

Indicazioni

1. Scaldare il burro in una padella grande a fuoco medio e aggiungere cavoli.

2. Soffriggere per circa 15 minuti, mescolando di tanto in tanto, fino a quando il cavolo è dorato.

3. Mescolare il basilico, i fiocchi di peperoncino rosso, il sale e il pepe nero e cuocere per circa 3 minuti.

4. Sbollere in una ciotola e servire caldo.

Importo nutrizionale per porzione

Calorie 197

Grasso totale 17.4g 22% Grassi saturi 11g 55%

Colesterolo 46mg 15%

Carboidrati totali 10.3g 4% Fibra alimentare 4.5g 16%

Poltiglia di cavolfiore

Serve: 4

Tempo di prepara-

zione: 35 minuti In-

gredienti

- 1 cipolla gialla, tritata finemente

- 3/4 tazza panna da frusta pesante

- 1 1/2 libbre di cavolfiore, triturato

- Sale marino e pepe nero, a piacere

- 3 1/2 oz.

2. Scaldare 2 cucchiai di burro in una padella a fuoco medio e aggiungere cipolle.
3. Soffriggere per circa 3 minuti e sbollevare in una ciotola.
4. Mescolare cavolfiore, panna da frusta pesante, sale marino e pepe nero nella stessa padella.
5. Coprire con coperchio e cuocere a fuoco medio basso per circa 15 minuti.
6. Condire con sale e pepe nero e mescolare in cipolle saltate.
7. Sbollo in una ciotola e scaldare il resto del burro nella padella.
8. Cuocere fino a quando il burro è marrone e

nocciola e servire

9. con poltiglia di cavolfiore.

Quantità nutrizionale per porzione calorie 309

Grasso totale 28.7g 37% Grassi saturi 18g 90% Colesterolo

84mg 28%

Sodio 204mg 9%

Carboidrati totali 12.2g 4%

Fibra alimentare 4.8g 17% Zuccheri totali 5.3g Protein 4.3g

RICETTE DI POLLO
E POLLAME

Palloni da Tacchino

Serve: 6

Tempo di preparazione: 35 minuti

ingredienti

- 1 tazza broccoli, tritati

- 1 libbra di tacchino, bollito e tritato

- 2 cucchiaini di pasta allo zenzero-aglio

- Condimento sale e pepe limone, a piacere

- 1/2 tazza di olio d'oliva

Indicazioni

1. Preriscaldare il forno a 3600F e ungere una teglia.

2. Mescolare tacchino, olio d'oliva, broccoli, pasta di zenzero-aglio, condimento al sale e pepe limone in una ciotola.

3. Fare piccole palline da questa miscela e disporre sulla teglia.

4. Trasferire al forno e cuocere per circa 20 minuti.

5. Togliere dal forno e servire con il tuffo di vostra scelta.

Importo nutrizionale per porzione

Calorie 275

Grasso totale 20.1g 26% Grassi saturi 3g 15%

Colesterolo 58mg 19%

Sodio 53mg 2%

Carboidrati totali 1,5g 1% Fibra alimentare 0,4g
1%

Zuccheri totali 0,3g Proteine 22,4g

Rotoli di tacchino avvolti nel prosciutto

Serve: 4

Tempo di prepara-

zione: 40 minuti

Ingredienti

- 2 cucchiai di foglie di salvia fresche

- Sale e pepe nero, a piacere

- 4 fette di prosciutto

- 4 cotolette di tacchino da 6 oncia

- 1 cucchiaio di burro, dire-

zioni sciolte

1. Preriscaldare il forno a 3500F e ungere una teglia.
2. Condire le cotolette di tacchino con sale e pepe nero.
3. Arrotolare le goccioline di tacchino e avvolgere saldamente con fette di prosciutto.
4. Rivestire ogni rotolo con burro e cospargere uniformemente con le foglie di salvia.
5. Disporre i rotoli sulla teglia e trasferirli al forno.
6. Cuocere per circa 25 minuti, capovolgendosi a metà strada.
7. Togliere dal forno e servire immediatamente.

Quantità nutrizionale per porzione calorie 363

Grasso totale 13.9g 18% Grassi saturi 5.5g 28% Colesterolo

152mg 51%

Sodio 505mg 22%
Carboidrati totali 1.7g 1% Fibra alimentare 0.8g 3%
Zuccheri totali 0g Proteine 54.6g

RICETTE PER LA COLAZIONE

Frullato di cannella di chia

Tempo totale: 5 minuti Serve: 1

ingredienti:

- 2 misurini proteine vaniglia in polvere
- 1 cucchiaio di semi di chia
- 1/2 cucchiaino cannella
- 1 cucchiaio di olio di cocco
- 1/2 tazza di acqua
- 1/2 tazza latte di cocco non zuccherato

Indicazioni:

1. Aggiungere tutti gli ingredienti nel frullatore e frullare fino a quando liscio e cremoso.
2. Servire immediatamente e divertirsi.

Valore nutrizionale (quantità per porzione): calorie 397; Grassi 23,9 g; carboidrati 13.4 g; Zucchero 0 g; Proteine 31,6 g; Colesterolo 0 mg;

Frullato per la colazione all'avocado

Tempo totale: 5 minuti Serve: 2

ingredienti:

- 5 gocce di stevia liquida
- 1/4 tazza cubetti di ghiaccio
- 1/2 avocado
- 1 cucchiaino estratto di vaniglia
- 1 tazza di latte di cocco non zuccherato

Indicazioni:

1. Aggiungere tutti gli ingredienti nel frullatore e frullare fino a quando liscio e cremoso.
2. Servire immediatamente e divertirsi.

Valore nutrizionale (quantità per porzione): calorie 131; Grasso 11,8 g; Carboidrati 5.6 g; Zucchero 0,5 g; Proteine 1 g; Colesterolo 0 mg;

RICETTE PER IL PRANZO

Insalata di spinaci di melanzane di pomodoro

Tempo totale: 30 minuti Serve: 4

ingredienti:

- 1 melanzana grande, tagliata a fette da 3/4 pollici
- Spinaci da 5 once
- 1 cucchiaio di pomodori secchi, tritati
- 1 cucchiaio di origano, tritato
- 1 cucchiaio di prezzemolo, tritato
- 1 cucchiaio di menta fresca, tritata
- 1 cucchiaio di scalogno, tritato
- Per vestire:
- 1/4 tazza di olio d'oliva
- 1/2 succo di limone
- 1/2 cucchiaino paprika affumicata
- 1 cucchiaino senape di Digione
- 1 cucchiaino tahini
- 2 spicchi d'aglio tritati

- pepe
- sale

Indicazioni:

1. Mettere le melanzane affettate nella grande ciotola e cospargere di sale e mettere da parte per minuti.

2. In una piccola ciotola mescolare tutti gli ingredienti per il condimento. Mettere da parte.

3. Griglia termica a fuoco medio-alto.

4. In una grande ciotola, aggiungere scalogno, pomodori essiccati al sole, erbe e spinaci.

5. Risciacquare le fette di melanzane e asciugare con un tovagliolo di carta.

6. Spennellare le fette di melanzane con olio d'oliva e grigliare a fuoco medio alto per 3-4 minuti su ciascun lato.

7. Lasciare raffreddare le fette di melanzane grigliate e poi tagliate a quarti.

8. Aggiungere le melanzane all'insalatiera e versare il condimento sull'insalata. Ssazza bene.

9. Servire e divertirsi.

Valore nutrizionale (quantità per porzione): calorie 163; Grasso 13 g; Carboidrati 10 g;
Zucchero 3 g; Proteine 2 g; Colesterolo 0 mg;

Cavolfiore arrosto

Tempo totale: 20 minuti Serve: 4

ingredienti:

- 1 grande testa di cavolfiore, tagliata a cimette
- 1 scorza di limone
- 3 cucchiai di olio d'oliva
- 2 cucchiaino succo di limone
- 1/2 cucchiaino condimento italiano
- 1/2 cucchiaino aglio in polvere
- 1/4 cucchiaino pepe
- 1/4 cucchiaino sale

Indicazioni:

1. Preriscaldare il forno a 425 F/ 218 C.

2. In una ciotola, unire insieme l'olio d'oliva,

   succo di limone, condimento italiano, aglio in polvere, scorza di limone, pepe e sale.

3. Aggiungere le cimette di cavolfiore alla ciotola e mescolare bene.

4. Stendere le cimette di cavolfiore sulla teglia e arrostire nel forno preriscaldato per 15 minuti.

5. Servire e divertirsi.

Valore nutrizionale (quantità per porzione): calorie 146; Grasso 10,9 g; Carboidrati 11.6 g; Zucchero 5,2 g; Proteine 4,3 g; Colesterolo 0 mg;

RICETTE PER
LA CENA

Insalata di cavoletti

di Bruxelles

Tempo totale: 20 minuti Serve: 6

ingredienti:

- 1 1/2 libbre Cavoletti di Bruxelles, tagliati
- 1/4 tazza nocciole tostate, tritate
- 2 cucchiaino senape di Digione
- 1 1/2 cucchiaio di succo di limone
- 2 cucchiai di olio d'oliva
- pepe
- sale

Indicazioni:

1. In una piccola ciotola, sbattere insieme olio, senape, succo di limone, pepe e sale.
2. In una grande ciotola, unire cavoletti di Bruxelles e nocciole.
3. Versare il condimento sull'insalata e gettare bene.
4. Servire immediatamente e divertirsi.

Valore nutrizionale (quantità per porzione): calorie 111; Grasso 7,1 g; Carboidrati 11 g; Zucchero 2,7 g; Proteine 4,4 g; Colesterolo 0 mg;

RICETTE DI DESSERT

Fudge al burro di arachidi al cocco

Tempo totale: 1 ora e 15 minuti

Serve: 20

ingredienti:

- 12 oz burro di arachidi liscio
- 3 cucchiai di olio di cocco
- 4 cucchiai di crema di cocco
- 15 gocce di stevia liquida
- Pizzico di sale

Indicazioni:

1. Linea teglia con carta pergamena.
2. Sciogliere l'olio di cocco in una casseruola a fuoco basso.
3. Aggiungere burro di arachidi, crema di cocco, stevia e sale in una casseruola. Mescolare bene.
4. Versare la miscela di fudge nella teglia preparata e mettere in frigorifero per 1 ora.
5. Tagliare a pezzi e servire. **Valore nutrizionale (quantità per porzione): calorie 125; Grasso 11,3 g; Carboidrati 3,5 g; Zucchero 1,7 g; Proteine 4,3 g;**

Colesterolo 0 mg;

RICETTE PER LA COLAZIONE

Belgio Cialde

Torna all'infanzia con questa classica colazione che è un piccolo assaggio del paradiso.

Tempo totale di preparazione e cottura: livello di 10 minuti: principiante

Fa: 1 Aiuto (3 piccole cialde)

Proteine: 4 grammi Carboidrati netti: 1 grammo

Grasso: 8 grammi

Zucchero: 0 grammi

Calorie: 81

Cosa ti serve:

- 1 uovo grande
- 4 cucchiaino burro di mandorle, ammorbidito
- 1/4 cucchiaino lievito in polvere, senza glutine
- 2 cucchiai di farina di mandorle
- 1/8 cucchiaino bicarbonato di sodio
- 1 cucchiaino succo di limone
- 1/8 cucchiaino sale
- spray all'olio di cocco
- Waffle

Passi:

1. Usa una frusta per battere completamente l'uovo in un piatto e mescolare con il burro di mandorle fino a quando combinato.

2. Mescolare il sale, il lievito e la farina di mandorle nella miscela fino a quando non è cremoso.

3. Ruotare il produttore di cialde ad alto e spruzzare con olio di cocco.

4. Poco prima di trasferire la pastella, sbattere completamente il succo di limone e il bicarbonato di sodio nella miscela.

5. Cuocere le cialde alla croccantezza desiderata e servire immediatamente.

Suggerimenti per le varianti:

Se vuoi aggiungere un po 'di dolcezza alla cialda, aggiungi 1 cucchiaio di pasticcere Swerve alla pastella o completa le cialde con una spolverata.

RICETTE PER LA CENA

Stroganoff di

manzo

Questa interpretazione di questa ricetta definitiva ha la tipica salsa cremosa e manzo succoso senza tutti i carboidrati extra.

Tempo totale di preparazione e cottura: livello di 30 minuti: intermedio / esperto

Realizzazioni: 4 aiutanti

Proteine: 28 grammi Carboidrati netti: 2,2 grammi

Grassi: 26 grammi

Zucchero: 0 grammi

Calorie: 410

Cosa ti serve:

- Bistecca di manzo, controfiletto o   filetto
- 3 cucchiaino olio di cocco
- 1 spicchio d'aglio, schiacciato
- 8 once. crema pesante
- 1/2 cucchiaino cipolla in polvere
- 4 once di vino rosso secco
- 1/3 tazza panna acida
- 8 once.
- 1/4 cucchiaino pepe, separato

- 2 cucchiaino senape di Digione
- 3 cucchiaino erba cipollina, affettata sottilmente
- 1/2 cucchiaino sale, separato
- 3 cucchiaino prezzemolo, tritato

Passi:

1. Affettare il manzo in sezioni spesse circa mezzo pollice. Accarezzare la carne affettata con un tovagliolo di carta e tagliare di lato.

2. Usando una grande padella antiaderente, scaldare l'olio di cocco, 1/4 di cucchiaino di sale, cipolla in polvere, aglio e 1/8 cucchiaino di pepe.

3. Una volta che l'olio è caldo, trasferire il manzo nella padella, ma non mescolare.

4. Dopo circa 2 minuti, capovolgere i pezzi di carne per riscaldare il lato alternativo.

5. Una volta scottati entrambi i lati, rimuovere in un piatto.

6. Abbassare il fuoco e svuotare il vino rosso nella padella. Ruotare intorno al vino con un cucchiaio per circa 60 secondi raschiando la padella per smaltare.

7. Riascoltare il fuoco a medio e lasciare che il vino si riduca per un minuto in più.

8. Spostare la carne di nuovo nella padella e mescolare con il vino ridotto per circa 90 secondi. Quindi abbassare il fuoco a fuoco lento.

9. Mescolare accuratamente la panna pesante e lasciare

che la salsa si addensi

circa 3 minuti.

10. Frullare la panna acida, il restante cucchiaino di pepe, la senape di Digione e il restante 1/4 di cucchiaino di sale alla salsa fino a ben combinato.

11. Lasciare sobbollire per 2 minuti e togliere dalla stufa.

12. Guarnire con erba cipollina e prezzemolo e servire caldo.

Suggerimento per la cottura:

1. Assicurarsi che le fette di carne si adattino senza salire sui lati per garantire una cottura corretta. Se la padella è troppo piccola, cuocere la carne in lotti più piccoli.

Suggerimenti per le varianti:

2. In alternativa, è possibile utilizzare filetto di manzo o controfiletto al posto della bistecca di manzo.

3. Invece di olio di cocco, puoi usare un cucchiaio di burro o ghee.

4. Se ti piacciono i funghi nel tuo stroganoff, affetta 8 once dei tuoi funghi preferiti. Dopo il passaggio 5, aggiungere un cucchiaio aggiuntivo di olio di cocco o alternativo e friggere per circa 2 minuti e rimuovere nel piatto con la carne. Aggiungere di nuovo nella padella nel passaggio 8.

INSOLITE DELIZIOSE RICETTE PER I

Stufato di arachidi

Venendo dall'Africa, questo è un piatto popolare che è pieno di grassi che ti aiuteranno a tenerti in chetosi.

Tempo totale di preparazione e cottura: 25 minuti

Livello: Principiante

Realizzazioni: 4 aiutanti

Proteine: 14 grammi Carboidrati netti: 6 grammi

Grassi: 26 grammi

Zucchero: 0 grammi

Calorie: 286

Cosa ti serve:

Per lo stufato:

- 16 once di tofu, extra sodo e al cubo

- 1/4 cucchiaino sale

- 3 cucchiai di olio di cocco

- 1/8 cucchiaino pepe

- 3 cucchiaino polvere di cipolla

- 1/2 cucchiaio di zenzero, tritato finemente

Per la salsa:

- 4 cucchiai di burro di arachidi
- 8 once di brodo vegetale, riscaldato
- 1/2 cucchiaino curcuma
- 3 cucchiaino sriracha
- 1 cucchiaino polvere di paprika
- Pomodori da 4 once, schiacciati
- 1/2 cucchiaino cumino

Passi:

1. Scaldare il brodo in una casseruola a fuoco medio. Quando si bolle, rimuovere dal bruciatore.

2. Frullare la sriracha, la salsa di pomodoro, il cumino, la curcuma, il brodo caldo, il burro di arachidi e la paprika nel piatto di vetro e integrarsi completamente. Dovrebbe addensarsi in una salsa. Si è messo di lato.

3. Usa una padella antiaderente per sciogliere 2 cucchiai di olio di cocco.

4. Quando la padella è calda, svuotare i cubetti di tofu e marrone su tutti i lati impiegando circa 4 minuti. Togliere dal bruciatore e trasferire in un piatto di vetro.

5. Unire lo zenzero, la cipolla in polvere e il cucchiaio rimanente di olio di cocco nella padella e scaldare per 3 minuti.

6. Svuotare il tofu rosonato di nuovo nella padella e continuare a rosolare per altri 2 minuti. Distribuire in una ciotola da portata.

7. Distribuire la salsa sul tofu rosonato e servire immediatamente.

Suggerimento per la variazione:

Puoi guarnire questo pasto con una mezza tazza di arachidi tostate secche se preferisci più sapore di arachidi.

RICETTE SNACK

Barrette di muesli

Questo snack dolce e croccante è facilmente trasportabile e prenderà a calci qualsiasi scoria di energia che potresti avere.

Tempo totale di preparazione e cottura: 1 ora e 30 minuti

Livello: Intermedio

Realizza: 4 barre

Proteine: 4 grammi

Carboidrati netti: 3,6 grammi Grasso: 16

grammi

Zucchero: 1 grammo

Calorie: 176

Cosa ti serve:

- 1/8 tazza gocce di cioccolato, Stevia zuccherata
- 2 1/2 oz. mandorle, crude e tritate
- 1 cucchiaino semi di lino
- 2 scaglie di cocco da 1/2 oz., non zuccherate
- 4 cucchiaino dolcificante Swerve, pasticcere
- 2 1/2 oz. mandorle, affettate
- 1 cucchiaio di olio di cocco
- 2/3 cucchiai di burro di mandorle
- 1/4 cucchiaino sale

Passi:

1. Impostare il forno a scaldare a 375° Fahrenheit. Stratificazione di un pezzo di fodera di cottura su una piccola padella, con molto rimasto su ciascuno dei lati. Preparare tre piccoli fogli piatti con carta da forno.

2. Stendere le mandorle tritate su 1 dei fogli preconditti e scaldare per circa 10 minuti. Metti sul bancone.

3. Versare le mandorle scheggiate sul secondo foglio precondito e scaldare per circa 4 minuti. Rimuovere al bancone.

4. Sull'ultimo foglio predisposto, spargere i fiocchi di cocco e riscaldare per circa 3 minuti. Posizionare con gli altri fogli predisposti sul bancone.

5. Regolare la temperatura a 350° Fahrenheit.

6. In una casseruola sciogliere l'olio di cocco e il burro di mandorle.

7. In un grande piatto, montare l'uovo e Swerve.

8. Trasferire le mandorle tostate e il cocco e combinarle completamente.

9. Con un raschietto di gomma, incorporare il sale e le gocce di cioccolato nella pastella.

10. Premere uniformemente la pastella nella padella da 8 pollici predisposta assicurandosi che tutta l'aria sia fuori dalla pastella.

11. Riscaldare per circa 15 minuti e rimuovere al bancone per raffreddare per almeno mezz'ora.

12. Tagliare in 4 pezzi pari e servire.

Suggerimento per la cottura:

La noce di cocco deve essere ben imballata durante la misurazione per garantire la giusta quantità.

Suggerimento per la variazione:

In alternativa, è possibile utilizzare cioccolato non zuccherato senza latticini in questa ricetta.

Torta alla fragola

facile

Serve: 8

Tempo di preparazione: 10 minuti Tempo di
cottura: 10 minuti

Per la crosta:

- 2 cucchiai di burro, fuso

- 1 tazza di noci pecan, tritate

- 1 cucchiaino stevia liquida

- Per il riempimento:

- 1/2 cucchiaino vaniglia

- 2/3 tazza Swerve

- 1 tazza fragole, tritate

- 1 1/2 tazza panna da frusta pesante

- 8 oz crema di formaggio, ammorbidito

Indicazioni:

1. Preriscaldare il forno a 350 F/ 180 C.

2. Aggiungere noci pecan nel robot da cucina e elaborare
   fino a quando non schiacciare finemente.

3. Aggiungere dolcificante e burro in noci pecan
   schiacciate e elaborare fino a ben combinato.

4. Teglia unta con burro.

5. Aggiungere la miscela di crosta nella teglia unta e stendere uniformemente. Usando il retro del cucchiaio lisciare la miscela di pecan.

6. Cuocere in forno preriscaldato per 10 minuti.

7. Lasciare raffreddare completamente.

8. Per il ripieno: In una grande ciotola, battere la panna da frusta pesante fino a formare picchi rigidi.

9. In un'altra ciotola aggiungere fragole, vaniglia, dolcificante e crema di formaggio e sbattere fino a quando liscio.

10. Aggiungere la panna pesante in miscela di fragole e battere fino a quando liscio.

11. Versare la miscela di crema di fragole in crosta e stendere bene.

12. Mettere in frigorifero per 2 ore.

13. Affettare e servire.

Per porzione: Carboidrati netti: 3.1g; Calorie: 314; Grasso totale: 32,2 g; Grassi saturi: 14,2 g

Proteine: 4.3g; Carboidrati: 5g; Fibra: 1,9 g; Zucchero: 1,5 g; Grassi 92% / Proteine 5% / Carboidrati 3%

CARAMELLE: PRINCIPIANTE

Caramelle di zucca

Serve: 24

Tempo di preparazione: 5 minuti Tempo di
cottura: 5 minuti

ingredienti:

- 1/2 tazza di zucca
- 1/3 tazza crema di formaggio, ammorbidito
- 1/2 tazza burro, ammorbidito
- 1 cucchiaio di torta di zucca spezia
- 1/2 cucchiaio di vaniglia
- Stevia a 2 pacchetti
- 1/4 cucchiaino sale

Indicazioni:

1. Aggiungere crema di formaggio e burro nella ciotola
   sicura a microonde e nel microonde per 30 secondi.
   Mescolare bene.
2. Aggiungere gli ingredienti rimanenti e mescolare fino
   a ben combinati.
3. Versare la miscela nello stampo di caramelle in silicone e
   conservare in frigorifero fino a quando non è impostato.
   4. Servire e divertirsi.

Per porzione: Carboidrati netti: 0,7 g; Calorie: 48 Grassi Totali: 5g;

Grassi saturi: 3,2 gProteina: 0,4 g; Carboidrati: 0,9 g; Fibra: 0,2 g; Zucchero: 0,2 g; Grassi 93% / Proteine 3% / Carboidrati 4%

BISCOTTI: PRINCIPIANTE

Biscotti facili senza cottura

Serve: 20

Tempo di preparazione: 10 minuti

Tempo di cottura: 5 minuti

ingredienti:

- 1 cucchiaino sterzata
- 2 cucchiai di burro, fuso
- 2 tazze fiocchi di cocco non zuccherati
- 2 cucchiai di cacao non zuccherato in polvere
- 1 1/2 cucchiaino vaniglia
- 1 1/3 tazza burro di arachidi, cremoso

Indicazioni:

1. Linea teglia con carta pergamena e messa da parte.
2. Aggiungere tutti gli ingredienti nella grande ciotola e mescolare fino a ben combinato.
3. Scanalare la pastella su una teglia e usare la parte posteriore del cucchiaio premere delicatamente l'impasto per creare una forma a biscotto.
4. Mettere in frigorifero per 30 minuti.
5. Servire e divertirsi.

Per porzione: Carboidrati netti: 3,4 g; Calorie: 186; Grasso totale: 16,3 g; Grassi saturi: 8,2 g

Proteine: 5,2 g; Carboidrati: 6.2g; Fibra: 2,8 g; Zucchero: 2,5 g; Grassi 80% / Proteine 12% / Carboidrati 8%

DESSERT CONGELATO: PRINCIPIANTE

Gelato al cocco

Serve: 8

Tempo di preparazione: 10 minuti Tempo di cottura:
10 minuti

ingredienti:

- 3/4 tazza Sterzata
- 2 tazze latte di cocco non zuccherato
- 1 1/4 tazza di cocco in fiocchi non zuccherati
- 1/4 cucchiaino estratto di cocco
- 2 tazze crema pesante
- Pizzico di sale

Indicazioni:

1. Aggiungere tutti gli ingredienti nel frullatore e frullare fino a quando liscio.

2. Trasferire la miscela miscelata nel contenitore e mettere in frigorifero per 15 minuti.

3. Versare la miscela di gelato nel gelatiere e sfornare secondo le istruzioni della macchina.

4. Versare in contenitore e conservare in frigorifero per 2-3 ore.

5. Servire refrigerato e godere

Per porzione: Carboidrati netti: 3,8 g; Calorie: 287 Grassi Totali: 29,6g; Grassi saturi: 23,3 g

Proteine: 2.4g; Carboidrati: 6.3g; Fibra: 2,5 g; Zucchero: 2,8 g; Grassi 92% / Proteine 3% / Carboidrati 5%

RICETTE DI DOLCI CHETO

Barrette di limone

facili

Serve: 8

Tempo di preparazione: 10 minuti Tempo di
cottura: 40 minuti

ingredienti:

- 4 uova
- 1/3 tazza eritolo
- 2 cucchiaino lievito in polvere
- 2 tazze farina di mandorle
- 1 scorza di limone
- 1/4 tazza succo di limone fresco
- 1/2 tazza burro ammorbidito
- 1/2 tazza panna acida

Indicazioni:

1. Preriscaldare il forno a 350 F/ 180 C.
2. Teglia linea da 9*6 pollici con carta pergamena.
   Mettere da parte.
3. In una ciotola, sbattere le uova fino a schiumoso.
4. Aggiungere burro e panna acida e battere fino a ben

94

combinato.

5. Aggiungere dolcificante, scorza di limone e succo di limone e frullare bene.

6. Aggiungere lievito in polvere e farina di mandorle e mescolare fino a ben combinato.

7. Trasferire la pastella in una teglia preparata e stendere uniformemente.

8. Cuocere in forno preriscaldato per 35-40 minuti.

9. Togliere dal forno e lasciare raffreddare completamente.

10. Affettare e servire.

Per porzione: Carboidrati netti: 4,9 g; Calorie: 329; Grasso totale: 30,8 g; Grassi saturi: 10,9 g

Proteine: 9,5 g; Carboidrati: 8.2g; Fibra: 3.3g; Zucchero: 1,5 g; Grassi 84% / Proteine 11% / Carboidrati 5%

RICETTE PER LA COLAZIONE

Frittelle di velluto

rosso

Tempo di preparazione: 5 minuti Tempo di cottura: 10 minuti

Porzioni:4

Valori nutrizionali:

Grasso: 29 g.

Proteine: 13 g.

Carboidrati: 5 g.

ingredienti:

- 1/2 tazza Crema di Formaggio

- 4 Uova

- 2 cucchiai di burro, fuso

- 1/2 tazza Farina di mandorle

- 1 cucchiaio di cacao non zuccherato in polvere

- 2 cucchiai di eritolo

- 1 cucchiaino estratto di vaniglia

- 1/2 cucchiaino colorazione cibo rosso

Indicazioni:

1. Mescolare tutti gli ingredienti in un frullatore.

2. Preriscaldare una padella e rivestire con spray

antiaderente.

3. Siviere nella pastella e cuocere per 1-2 minuti per lato.

RICETTE PER IL PRANZO

Muffin al panino alla cannella con semi di lino keto

Tempo di cottura: 15 min Resa: 12 muffin

Fatti nutrizionali: 209 calorie per muffin: carboidrati 7,1 g, grassi 16,8 g e proteine 5,8 g.

ingredienti:

- 2 tazze di semi di lino
- Stevia da 25 gocce
- 1 cucchiaio di lievito in polvere
- 2 cucchiai di cannella, macinati
- 1/2 cucchiaio di sale
- 5 uova
- 1/2 tazza acqua, temperatura ambiente
- 8 cucchiai di olio di cocco, fuso
- 2 cucchiaino estratto di vaniglia

Passi:

1. Riscaldare il forno a 170 C.
2. Mescolare gli ingredienti secchi: farina di semi di lino + dolcificante + lievito in polvere + cannella + sale.

3. Mettere insieme: uova+ acqua + olio + estratto di vaniglia. Blend per 30 secondi. La miscela dovrebbe essere schiumosa.

4. Aggiungere la miscela secca al schiumoso e mescolare bene.

5. Nel frattempo preparate le vostre tazze di silicone, ungerle.

6. Metti l'impasto nelle tazze. Circa 4 cucchiai per tazza.

7. Cuocere per 15 minuti.

Rotoli fathead

Porzioni: 4 - 2 per porzione valori **nutrizionali:**

g Carboidrati netti ; 7 g proteine; 13 g di grassi; 160
Calorie

ingredienti:

- Mozzarella triturata - .75 tazza
- Crema di formaggio - 2 once . - 4 cucchiai.
- Formaggio cheddar triturato - .5 tazza
- Uovo sbattuto - 1
- Aglio in polvere - .25 cucchiaino.
- Farina di mandorle - .33 tazza
- Lievito in polvere - 2 cucchiaino.

Indicazioni:

1. Riscaldare il forno a 425 ° F.
2. Unire la mozzarella e la crema di formaggio. Mettere nel microonde e cuocere per 20 secondi fino a quando il formaggio si scioglie.
3. In un altro contenitore, sbattere l'uovo e aggiungere i fissaggi asciutti.
4. Piegare l'involucro di plastica sull'impasto. Inizia delicatamente a lavorare in una palla. Assicurati che sia coperto e mettilo in frigo per 1/2 ora.
5. Rotolare ognuno in una palla. Tagliare la palla a metà (parte superiore e inferiore del panino).
6. Posizionare il lato tagliato su una padella di lamiera ben unta.

Cuocere in forno per 10-12 minuti. Aggiustali come ti piacciono.

RICETTE SNACK

Esperto: Panini alle mandorle

Porzioni: 4

Tempo di cottura: 15 minuti

Nutrienti per una porzione: Calorie: 55 | Grassi: 8 g | Carboidrati: 0,9 g | Proteine: 5 g

ingredienti:

- 1/4 tazza farina di mandorle
- 1 uovo
- 2 cucchiai di burro
- 1 1/2 cucchiaino lievito in polvere

Processo di cottura:

- Il forno da preriscaldare a 200 °C (400 °F).
- In una ciotola, mescolare la farina, il burro fuso e l'uovo. Aggiungere il lievito alla massa e mescolare bene per ottenere un impasto arioso.
- Stendere l'impasto in forme di silicone per cupcakes e cuocere in forno per 10 minuti. Lasciare panini in forno per 3 minuti.

Panini al formaggio

Porzioni: 4

Tempo di cottura: 25 minuti

**Nutrienti per una porzione: Calorie: 65 | Grassi: 9 g |
Carboidrati: 1,2 g | Proteine: 6 g**

ingredienti:

- 1/3 tazza farina di mandorle

- 2/3 tazza mozzarella

- 2 cucchiai di crema di formaggio

- 1 uovo

- 1/2 cucchiaino lievito in polvere

Processo di cottura:

1. Il forno da preriscaldare a 200 °C (400 °F).

2. Mescolare la mozzarella grattugiata e la crema di formaggio in
   una ciotola. Massa termica nel microonde per 3 minuti.
   Mescolare bene.

3. Aggiungere lievito alla farina. Aggiungere uova e farina nella
   massa del formaggio. Mescola tutto.

4. Preparare i panini rotondi e stendere sulla teglia coperta di
   pergamena. Assicurarsi di cuocere per

   15 minuti

Cioccolato e pane

alle zucchine

Porzioni: 10-12

Tempo di cottura: 50 minuti

Nutrienti per una porzione:

Calorie: 89 | Grassi: 9,7 g | Carboidrati: 2,7 g | Proteine: 5,3 g

ingredienti:

- 3/4 tazza + 1 cucchiaio di farina di mandorle
- 1 zucchine
- 1 cucchiaino lievito in polvere
- 2 cucchiai di cacao in polvere
- 1/2 cucchiaino cannella
- 2 uova
- 1/4 tazza yogurt
- oz olio morbido di cocco
- 1/2 cucchiaino vaniglia
- 1 cucchiaino aceto balsamico
- 1 cucchiaio di mandorle tritate
- 3 cucchiai di stevia liquida
- Un pizzico di sale

Processo di cottura:

1. Il forno da preriscaldare a 180 °C (356 ° F).

2. Tritare le zucchine fino all'uniformità e aggiungere le mandorle. In una ciotola, unire la farina, il lievito, la

cannella, il cacao in polvere e il sale.

3. In un'altra ciotola, sbattere le uova; aggiungere olio di
    cocco, yogurt, vaniglia, stevia e aceto. Mescola tutto.
    Aggiungere zucchine e ingredienti secchi alla massa delle
    uova. Mescolare bene.

4. Ungere la teglia. Stendere l'impasto e cuocere in forno
    per 35 minuti. Raffreddare il pane e metterlo sul piatto.

Pane di cipolto

Porzioni: 6

Valori nutrizionali: 0,5 g carboidrati netti; 2,2 g Proteine ;1,8 g Grassi; 27 calorie

ingredienti:

- Crema di formaggio a temperatura ambiente - 3 cucchiai.

- Uova separate - 3

- Aceto di sidro di mele - 1 cucchiaio.

- Cipollotti tritati - 3 cucchiai.

- Sale - a piacere

Indicazioni:

1. Riscaldare il forno a 300°F.

2. Unire la york sbattuta con i cipollotti e la crema di formaggio.

3. In un altro contenitore, sbattere il sale, l'aceto e gli albumi.

4. Preparare in lotti, iniziando aggiungendo gli albumi nella miscela di tuorlo d'uovo. Versare l'impasto su una padella foderata di carta pergamena. Assicurati di lasciare spazio tra ciascuno di essi. Cuocere in forno per 20 minuti.

Biscotti cheddar

bay

Porzioni: 4 - 8 biscotti - 2 per porzione

Valori nutrizionali: 2 g carboidrati netti ;20 g grassi; 13 g di proteine; 230 calorie

ingredienti:

- Mozzarella triturata - 1,5 tazze

- Formaggio cheddar triturato - 1 tazza

- Crema di formaggio - .5 da 1 pkg. - 4 oz.

- Uova grandi – 2

- Farina di mandorle - .66 tazza

- Aglio granulato in polvere - .5 cucchiaino.

- Lievito in polvere - 4 cucchiaino.

- Burro - per la padella

Indicazioni:

1. Microonde per circa 45 secondi utilizzando l'impostazione ad alta potenza fino alla fusione. Mescolare e tornare per altri 20 secondi. Mescolare ancora una volta.

2. In un altro contenitore, unire le uova con la farina di mandorle, l'aglio in polvere e il lievito in polvere. Mescolare il tutto insieme e posizionare su un foglio di farina- involucro di plastica spolverato. Rotolare e mettere in frigo per 20-30 minuti.

3. Riscaldare il forno per raggiungere i 425°F. Preparare una

teglia di colore scuro con burro. Affettare l'impasto freddo in otto segmenti. Mettere nella padella preparata , lasciando un po 'di spazio tra ciascuno.

4. Cuocere in forno per 10-12 minuti. Rimuovere e posizionare sul piano di lavoro per raffreddare.

IL PRANZO CHETO

Venerdì: Pranzo: Cremoso Avocado e Pancetta con insalata di formaggio di capra

L'insalata ottiene un aggiornamento quando avocado e formaggio di capra desiderabile sono combinati con pancetta croccante e noci croccanti. Veloce e buono per il pranzo o la cena.

Suggerimento di variazione: utilizzare diverse erbe fresche nel condimento.

Tempo di preparazione: 10 minuti Tempo di cottura:

20 minuti serve 4

Cosa c'è in esso

insalata:

- Formaggio di capra (1 tronco da 8 oncia)
- Pancetta (.5 libbre)
- Avocado (2 qty)
- Noci tostate o noci pecan (.5 tazza)
- Rucola o spinaci (4 once)

condimento:

- Mezzo limone, spremuto

- Maionese (.5 tazza)

- Olio extravergine di oliva (.5 tazza)

- Panna da frusta pesante (2 T)

- Sale kosher (a piacere)

- Pepe macinato fresco (a piacere)

Come è fatto

1. Lineare una teglia con carta pergamena.

2. Preriscaldare il forno a 400 gradi F.

3. Affettare il formaggio di capra in tondi da mezzo pollice e mettere in teglia. Posizionare su una griglia superiore in forno preriscaldato fino a

   Doratura.

4. Cuocere la pancetta fino a quando non è croccante. Tritare a pezzi

5. Affettare avocado e posizionare sui verdi. Completa con pezzi di pancetta e aggiungi tondi di formaggio di capra.

6. Tritare le noci e cospargere l'insalata.

7. Per la medicazione, unire succo di limone, mayo, olio extravergine di oliva e panna da mento. Frullare con frullatore da banco o ad immersione.

8. Condire a piacere con sale kosher e pepe macinato fresco.

Carboidrati netti: 6 grammi Grasso: 123

grammi

Proteine: 27 grammi

Zuccheri: 1 grammo

Martedì: Cena: Cosce di pollo con aglio e parmigiano

Sa di ali di pollo ma più sostanzioso. Suggerimento di variazione: prova a cucinare in una padella di ghisa per una superba siringa. Il basilico essiccato invece del condimento italiano funzionerebbe bene.

Tempo di preparazione: 5 minuti Tempo di cottura: 35 minuti serve 4

Cosa c'è in esso

- Osso nelle cosce di pollo (6 qty)
- Condimento italiano (1 T)
- Parmigiano triturato (1 T)
- Spicchi d'aglio tritati (1 qtà)
- Sale kosher (a piacere)
- Pepe macinato fresco (a piacere)

Come è fatto

1. Ruotare il forno a 450 gradi F per preriscaldare
2. Allontanare la pelle dalla parte superiore della coscia per creare una tasca.

113

3. Mescolare condire l'italiano, parmigiano triturato, aglio, 1/8 cucchiaino di sale kosher, pepe macinato fresco e scarse gocce di olio extravergine di oliva.

4. Dividere la miscela tra le cosce. Strofinare uniformemente sotto la pelle.

5. In una padella a prova di forno, scaldare l'olio extravergine di oliva a fuoco medio-alto.

6. Mettere la pelle delle cosce lateralmente verso il basso e lasciare cuocere per circa 5 minuti. Capovolgere e cuocere per 8-10 minuti.

7. Trasferire la padella nel forno caldo per 15-20 minuti fino a cottura fino a quando non viene cotta fino in fondo.

8. Lascia riposare, poi servi. Carboidrati netti: 0,6 grammi

Grasso: 29 grammi

Proteine: 27 grammi

Zuccheri: 0 grammi

CPSIA information can be obtained
at www.ICGtesting.com
Printed in the USA
BVHW091139280521
608377BV00006B/1818